CONSIDÉRATIONS

SUR LES RAPPORTS

DE L'HYSTÉRIE

ET DE LA

PARALYSIE GÉNÉRALE

PAR

OCTAVE CHARRIÈRE

Docteur en médecine de la Faculté de Paris.

PARIS

A. PARENT, IMPRIMEUR DE LA FACULTÉ DE MÉDECINE

A. DAVY, successeur

31, RUE MONSIEUR-LE-PRINCE, 31

1882

CONSIDÉRATIONS
SUR LES RAPPORTS
DE L'HYSTÉRIE
ET DE LA
PARALYSIE GÉNÉRALE

PAR

Octave CHARRIÈRE

Docteur en médecine de la Faculté de Paris.

PARIS
A. PARENT, IMPRIMEUR DE LA FACULTÉ DE MÉDECINE
A. DAVY, successeur
31, RUE MONSIEUR-LE-PRINCE, 31

1882

A LA MÉMOIRE DE MON PÈRE

Docteur en médecine.

A MES PARENTS

A MES AMIS

Charrière.

A MES MAITRES DANS LES HOPITAUX

A MON PRÉSIDENT DE THÈSE

M. LE PROFESSEUR BALL

Professeur de clinique des maladies mentales,
Médecin des hôpitaux.

A MM. LES DOCTEURS LUNIER ET FOVILLE

Inspecteurs généraux du service des aliénés.

CONSIDÉRATIONS

SUR LES

RAPPORTS DE L'HYSTÉRIE

ET DE LA

PARALYSIE GÉNÉRALE

INTRODUCTION. — DIVISION DU SUJET.

DE L'HYSTÉRIE DANS SES RAPPORTS :

1° *Avec divers états morbides.*

Au moment même où nous nous occupions d'étudier les rapports de l'hystérie et de la paralysie générale, M. le Dr Huchard, médecin des hôpitaux, faisait paraître dans l'Union médicale (nos des 12 et 14 janvier 1882) une série de considérations sur les rapports de l'hystérie avec divers états morbides.

En premier lieu, le médecin de l'hôpital Tenon nous montre la combinaison d'accidents hystériques avec ceux d'un autre étatmorbide, bien propre « à obscurcir la symptomatologie de la première affection, à faire croire à une complication qui n'existe pas et à dérouter ainsi le clinicien ».

Tel est le cas de cette jeune fille entrée à l'hôpital pour une fièvre typhoïde légère : « Dès le second jour, dit l'auteur que nous avons cité, on constate sur toute la surface cutanée une hyperesthésie telle qu'on ne pouvait toucher la peau de cette malade sans éveiller une vive douleur ; si l'on ajoute à cela que les apophyses épineuses cervico-dorsales étaient extrêmement douloureuses et qu'un état de paralysie vaso-motrice de la peau permettait de tracer facilement sur elle des lignes rouges analogues aux taches dites méningitiques, on comprendra que dans ce cas on pouvait et on devait d'abord croire à la probabilité d'une complication grave du côté des centres nerveux. »

Mais cependant, dès le premier jour, ces symptômes, d'apparence grave, contrastaient avec la bénignité de la maladie, et la suite de l'observation nous montre que la fièvre typhoïde a évolué régulièrement, que ces symptômes *pseudo-méningitiques* avaient été causés par l'état nerveux de la malade, état nerveux mis en évidence par le caractère de la jeune fille qui pleurait et riait sans motif, éprouvait de temps à autre une sensation de strangulation et de constriction pharyngée, etc.; de plus, durant la convalescence, les accidents hystériques qui s'accusèrent davantage vinrent confirmer l'opinion du clinicien et lui montrer que c'était bien l'hystérie qui avait troublé la symptomatologie de cette fièvre typhoïde, en lui imprimant un cachet de gravité, alors qu'elle n'en avait que l'apparence.

Dans ce cas, la fièvre typhoïde avait été l'occasion de l'appel des accidents hystériques.

Mais il est un autre ordre de faits que M. Huchard a mis

en lumière et qui se rapprochent davantage des rapports de l'hystérie avec la paralysie générale.

Nous voulons parler des rapports de l'hystérie et de la tuberculose, que M. le Dr Huchard considère comme étant des plus importants.

Ici, le spectacle change ; non seulement la névrose exagère la symptomatologie de l'affection, mais encore « elle peut occuper presque seule toute la scène morbide, détournant ainsi, par une sorte de dérivation favorable, toute l'activité pathologique de son côté ». D'autres fois, ce sera l'inverse.

Leudet admettait une sorte d'antagonisme entre la phthisie et la névrose, celle-ci enrayant pour un temps les manifestations convulsives et celle-là retardant à son tour la consomption.

Enfin, dit M. Huchard, chez les hystériques on peut croire à une tuberculose qui n'existe pas.

Tel est le cas de ce malade, soigné d'abord pour une affection de l'estomac, chez lequel on constate plus tard tous les signes d'une tuberculose au premier degré, toux sèche, hémoptysies, respiration saccadée, submatité dans une des fosses sus-épineuses, pleuralgie ; mais bientôt, à la suite de plusieurs attaques d'hystérie, arrêtées par la compression du testicule gauche, le malade sort de l'hôpital et les symptômes de la phthisie avaient complètement disparu. Le chef de service conclut alors à une *pseudo-tuberculose hystérique*, et il ajoute que la réalité s'est depuis affirmée de jour en jour.

Des faits analogues sont signalés par M. G. Bernutz, dans son article *Hystérie* du Dictionnaire de Jaccoud, où il dit (page 232), à propos de la rachialgie hystérique : « La tendance à faire de la rachialgie hystérique une affection idiopathique de la moelle est d'autant plus facile à concevoir que la douleur spinale peut être très accentuée chez des personnes affectées d'hystérie sans attaque, qu'elle augmente à la pression des apophyses épineuses comme celle des myélites, qu'elle peut, comme celles-ci, être accompagnée d'une douleur en ceinture, enfin parce que les malades peuvent être concurremment affectées de paraplégie hystérique flasque où avec contracture. »

Plus loin, le même auteur cite des cas de pseudo-rhumatisme articulaire ou musculaire, de pseudo-péritonite dus à l'hystérie. Nous n'insisterons pas plus longtemps sur ce sujet; ce serait sortir des limites de notre travail.

Ce que M. le Dr Huchard vient de faire pour divers états morbides, nous aurions voulu le tenter pour la paralysie générale ; mais les trop rares observations que nous possédons ne nous permettront pas de formuler des conclusions bien rigoureuses.

Le sujet, d'ailleurs, est encore nouveau. Nous n'avons que quelques matériaux à apporter à la construction d'un édifice qui est encore tout entier à élever.

2° *Avec la paralysie générale.*

L'hystérie, dans ses rapports avec la paralysie générale, se présente sous deux aspects différents.

A. Dans un premier cas, la névrose emprunte le masque de la périencéphalite diffuse ; le clinicien se trouve alors en présence d'une pseudo-paralysie générale d'origine hystérique. L'affection est, dans ce cas, inconstante, mobile dans sa symptomatologie et dans sa marche et surtout essentiellement curable, ce qui la distingue particulièrement de la paralysie générale proprement dite, appelée, non sans raison, progressive.

Les exemples de ces états morbides, en dehors de l'hystérie, ne sont pas rares. La syphilis, l'alcool (1), le plomb déterminent des pseudo-paralysies générales, dont il est souvent possible d'obtenir la guérison, et non de simples rémissions, par un traitement bien dirigé. M. Falret dit, à propos des paralysies alcooliques, qu'elles sont intermittentes, guérissent souvent rapidement par la simple privation des boissons, ne se reproduisent que sous l'influence de nouveaux abus, enfin ne conduisent pas fatalement, et dans un temps donné, les malades à la démence, à l'incurabilité et à la mort.

B. L'hystérie peut s'associer (rarement, il est vrai, comme nous aurons l'occasion de le constater bientôt) à la paralysie générale, et, de cette association, il résultera une affection à caractères spéciaux que nous décrirons dans la suite de ce travail.

Notre intention était d'abord de traiter en entier cette question, mais ce travail serait trop considérable, et nous avons dû nous limiter à cette dernière partie du sujet ;

(1) On peut voir actuellement à la clinique des maladies mentales, un alcoolique qui est entré ces jours-ci, pour la 16e fois dans les asiles. Le premier certificat, daté de 1870, porte : démence paralytique ; la plupart des autres disent : paralysie générale, excès alcooliques, inégalité pupillaire, tremblement fibrillaire de la langue, affaiblissement de la mémoire et des facultés intellectuelles, etc. Il y a, sans doute, longtemps que cet homme devrait être mort, si le diagnostic porté en 1870 était le vrai. Ce malade a donc présenté, à diverses reprises, et sous l'influence d'abus de boisson, tous les symptômes de la paralysie générale qui, chaque fois, ont disparu par la simple privation de l'alcool ; ce qui lui a permis de sortir et de reprendre son travail. C'est là un exemple frappant de pseudo-paralysie générale de nature toxique.

peut-être nous sera-t-il donné un jour de le reprendre et de le traiter avec plus de compétence que nous ne pouvons le faire actuellement.

Après avoir rapidement tracé l'historique de la question, nous étudierons, dans un premier chapitre, la fréquence de la paralysie générale progressive chez la femme ; ensuite, chez la femme qui a des antécédents hystériques, héréditaires ou personnels.

Le chapitre second sera consacré à l'exposition des observations de paralysie générale survenue chez des hystériques.

Dans le troisième, nous chercherons à donner l'interprétation des faits et à expliquer l'action réciproque de la paralysie générale et de l'hystérie l'une sur l'autre.

Enfin, nous donnerons les conclusions.

Nous nous permettrons de remercier ici M. le professeur Ball de la bienveillance qu'il nous a toujours témoignée; et nous garderons le plus affectueux souvenir de M. le Dr Régis, chef de clinique des maladies mentales; c'est lui qui nous a inspiré l'idée de ce travail en mettant gracieusement à notre disposition l'observation la plus importante; en outre, ses conseils éclairés ne nous ont jamais fait défaut pendant le stage que nous avons fait à l'asile Sainte-Anne.

HISTORIQUE.

La question des rapports de l'hystérie avec la paralysie générale n'a été l'objet, du moins dans son ensemble, d'aucune étude de la part des auteurs qui se sont spécialement occupés de l'une ou l'autre affection. Le diagnostic différentiel des deux maladies a cependant attiré l'attention de plusieurs pathologistes, de Sandras et de Briquet entre autres. Quant à la possibilité de la coexistence des deux affections, nous n'avons trouvé nulle part d'indice à ce sujet.

Parchappe, dans son Traité théorique et pratique de la folie (page 254), cite 86 observations de paralysie générale; des convulsions ont été constatées sous diverses formes dans quinze cas; trois fois il a vu des convulsions épileptiformes générales ou partielles, trois fois des convulsions générales sans caractère épileptique évident; un malade a présenté des convulsions passagères d'un seul côté; un autre, un tremblement très prononcé des membres; un troisième, l'agitation convulsive des membres supérieurs; cinq ont présenté des contractures des membres. Mais nous ne voyons rien dans ces observations qui appartienne à l'hystérie.

Calmeil (Traité des maladies inflammatoires du cerveau, tome II, page 104) dit, à propos des phénomènes nerveux, incidents que l'on observe à titre de complications dans les diverses périodes de la périencéphalite chronique diffuse : « On les a principalement notés sous les noms d'attaques apoplectiformes, épileptiformes, convulsives, de spasmes convulsifs, d'attaques de congestion cérébrale, d'attaques d'hémiplégie. » Et plus loin, dans ses conclusions (page 114) : « L'explosion de ces phénomènes doit être attribuée à des recrudescences congestives et inflammatoires subites. Le cours de la phlegmasie chronique est alors traversé par de véritables accès d'encéphalite aiguë. »

Nous pourrions encore citer les divers mémoires publiés dans ces dernières années, et ayant spécialement trait à l'étude des accidents convulsifs survenus dans le cours de la paralysie générale ; aucun de ceux que nous connaissons ne renferme d'exemple d'accidents hystériques.

M. Aug. Voisin, le premier, a cité, dans son récent Traité de la paralysie générale des aliénés (page 221), quelques cas d'attaques hystériformes dans le cours de cette affection :

« On observe parfois, dit-il, dans le cours de la paralysie générale, des attaques hystériformes qui ressemblent à celles de l'hystéro-épilepsie. Ces faits, quoique rares, sont intéressants à connaître, parce qu'ils prouvent une fois de plus que, pour poser un diagnostic en pathologie mentale, il ne suffit pas d'observer un jour un ensemble de symptômes ; il est des cas où de nombreuses observations sont nécessaires. Nous ne pouvons pas expliquer la pathogénie des attaques hystériformes, nous ne voulons que relater les faits suivants qui se trouvent consignés dans des notes déjà anciennes. »

M. Aug. Voisin fait suivre ces considérations de trois observations intéressantes. L'une d'elles, entre autres, nous montre une malade, encore au début d'une paralysie générale, mais chez laquelle cependant le diagnostic avait pu être affirmé, et dont l'affection a évolué depuis, qui fut prise, à diverses époques, d'*attaques hystériques bien caractérisées*, mais un peu plus tard, d'une attaque apoplectiforme qui laissa à sa suite une parésie du membre supérieur droit, et contribua sans doute à faire marcher plus rapidement la périencéphalite chronique.

Il nous reste maintenant à signaler le premier travail qui ait paru sur les Rapports de l'hystérie et de la paralysie générale, celui de M. le Dr E. Régis, chef de clinique des maladies mentales. Dans cette étude, publiée par la Gazette médicale de Paris (nos des 14 et 21 janvier, 4 et 11 février 1882), l'auteur, après avoir rapporté l'observation d'un cas de paralysie générale survenue chez un homme hystérique, fait ressortir les particularités remarquables qu'a présentées cette affection, et rapproche ces caractères spéciaux de ceux que l'on observe dans la paralysie générale développée chez les vésaniques. Il y aurait, d'après lui, analogie complète entre ces deux cas pathologiques. Voici, d'ailleurs, ses conclusions : « Il semblerait donc, et c'est là en fin de compte le point saillant de ce travail, la conclusion à laquelle je désirais aboutir, il semblerait que l'hystérie exerce, vis-à-vis de la paralysie générale, la même action d'arrêt que les vésanies. Il existerait une sorte d'antagonisme naturel entre la névrose et l'affection cérébrale ; cette dernière se développerait très rarement chez un névropathique, et lorsque, par exception, cela aurait lieu, la paralysie générale, ainsi développée sur un fond pour ainsi dire incompatible avec son existence normale, subirait les mêmes vicissitudes qu'elle éprouve chez un sujet vésanique, c'est-à-dire qu'elle affecterait des allures délirantes particulières, une marche *chronique* et *rémittente*, et une durée véritablement insolite. »

Or, ce sont précisément là les différents points que nous allons successivement examiner.

CHAPITRE PREMIER.

FRÉQUENCE DE LA PARALYSIE GÉNÉRALE PROGRESSIVE.

1° *Chez la femme en général.*

Il est une remarque qui a été faite depuis longtemps par les médecins aliénistes, à savoir : que si, d'une part, la femme est plus sujette que l'homme à l'aliénation mentale, de l'autre, il est rare d'observer chez elle la périencéphalite diffuse.

C'est ainsi qu'on lit dans Georget : « Si les femmes sont plus sujettes à la folie, cela nous semble tenir à la constitution nerveuse dont elles sont douées plus généralement que les hommes, à l'état de susceptibilité souvent extrême qui accompagne l'époque menstruelle, la grossesse, les couches, la lactation, à leur position sociale qui les expose si souvent à des chagrins, à des contrariétés de tout genre, etc. »

« Cette constitution spéciale, avec son système nerveux si facilement impressionnable, doué, pour ainsi dire, de facultés plus délicates, plus sensibles, et que les auteurs nous montrent comme une prédisposition à l'aliénation mentale, semble être réfractaire à la paralysie générale progressive. » (Lagardelle, Considérations sur l'étiologie de la paralysie générale progressive. Thèse de Paris, 1865.)

Il résulte, dit M. Aug. Voisin, de cette influence du sexe, qu'une série d'impressions morales qui, chez un homme, détermineront la paralysie générale, donneront lieu, chez la femme, à la folie névropathique.

En effet, sur 100 cas de paralysie générale, on rencontrerait :

8	femmes	d'après	Marcé
11	—	—	Calmeil
13	—	—	Esquirol
20	—	—	Parchappe
22	—	—	Lasègue
30	—	—	Foville

M. Voisin fait remarquer que cette inégalité tend à disparaître à mesure que les femmes approchent de la ménopause.

D'après les recherches de Calmeil, à Charenton, les hommes paralytiques figurent pour plus d'un quart sur le chiffre total des admissions, tandis qu'on ne compte qu'une femme paralytique sur quinze aliénées.

On sait que cette affection est plus commune à Bicêtre (40 p. 100) qu'à la Salpêtrière (10 p. 100).

Parchappe, dans son Traité théorique et pratique de la folie, cite 86 observations de folie paralytique; dans ce nombre, nous trouvons 70 hommes et 16 femmes.

Calmeil (Traité des maladies inflammatoires du cerveau) parmi 37 observations de périencéphalite diffuse à l'état simple, qu'il a recueillies ne compte que 4 femmes; parmi celles de périencéphalite à l'état de complication, nous trouvons un total de 45 observations, dont 5 seulement se rapportent à des femmes, ce qui ramène la proportion à 11 p. 100, chiffre que nous avons déjà cité.

Il est un point sur lequel nous devons insister, parce que nous pensons y trouver un argument en faveur de notre thèse : c'est que la périencéphalite est rare non seulement chez la femme en général, mais principalement chez la femme des classes élevées de la société. Or, n'est-ce pas precisément dans ce milieu que l'hystérie s'observe le plus fréquemment ? Nous ne connaissons pas de travail statistique à cet égard, mais il nous sera permis de dire que les influences morales qui, selon M. Bernutz, sont considérées comme les causes les plus importantes de la névrose, se rencontrent surtout chez les personnes du monde.

Le même auteur nous dit en outre : « L'hystérie est très commune chez les femmes dont l'éducation a été mal dirigée : soit par suite d'une trop grande faiblesse pour les enfants, ce qui ne se voit que trop souvent dans les classes aisées de la société ; soit par suite d'une partialité très marquée, comme c'est si fréquent quand il y a des enfants de plusieurs lits ; soit enfin parce qu'on a été pour eux d'une sévérité excessive et qu'on les a soumis à de mauvais traitements. »

Ainsi la paralysie générale est rare chez les femmes : c'est là un fait depuis longtemps constaté.

2° *Chez la femme hystérique.*

Mais cette même affection se rencontre-t-elle chez la femme hystérique, et, dans le cas d'affirmative, dans quelle proportion ? En d'autres termes, le terrain hystérique ou névropathique est-il favorable au développement de la périencéphalite, ou bien y a-t-il, au contraire, incompatibilité entre les deux affections ?

C'est là un point intéressant de notre travail. Car si nous arrivons à démontrer que la femme hystérique ou nerveuse est en quelque sorte à l'abri de la paralysie générale, nous aurons ainsi, pour employer l'expression de M. le Dr Régis, « déterminé l'une des incompatibilités pathologiques de la paralysie générale et peut-être contribué à faire faire un pas de plus vers la connaissance exacte de cette affection ; en même temps, nous aurons fourni une partie de la solution logique de ce problème scientifique tant de fois posé et si peu résolu : *Pourquoi la paralysie générale est-elle beaucoup plus rare chez la femme que chez l'homme ?* »

Pour arriver à la solution de cette question, nous avons d'abord lu les recueils d'observations de paralysie générale qui ont été publiés et nous nous sommes ensuite adressé à divers asiles d'aliénés.

Rappelons que l'hystérie (1) est une névrose essentiellement héréditaire. Briquet dit que la moitié des mères hystériques donnent naissance à des hystériques. D'après Amann, on trouve des dispositions héréditaires chez 76 pour 100 d'hystériques. Les parents peuvent, du reste, intervenir à divers titres; ils peuvent léguer le nervosisme ou bien léguer les diathèses que ce nervosisme exprime. On a remarqué aussi que les parents âgés ont des enfants disposés à l'hystérie, comme à d'autres névroses du reste (V. Grasset, Maladies du système nerveux, page 552).

Quant à la fréquence de cette névrose, Briquet admet

(1) La définition de l'hystérie, dit Lasègue, n'a jamais été donnée et ne le sera jamais.

que la moitié au moins des femmes est hystérique ou très impressionnable ; un cinquième aurait des attaques. Ailleurs, le même auteur, se basant sur 430 observations, pose en principe que la moitié des femmes atteintes de cette névrose n'ont pas d'attaques (Grasset, page 557).

Si, comme le disent des auteurs déjà cités, la femme doit à son état nerveux de n'être pas exposée comme l'homme à la paralysie générale, il est évident que nous devons rencontrer très rarement cette affection chez les femmes hystériques. Voici, à cet égard, le résultat de nos recherches.

Parmi les seize observations de paralysie générale chez la femme que Parchappe a rapportées dans son Traité de la folie, nous n'avons trouvé qu'une seule femme ayant présenté un caractère nerveux, « une sensibilité morale exagérée ». Mais la suite de l'observation nous apprend qu'elle a eu plusieurs attaques caractérisées par *la perte totale de connaissance avec convulsions et écume à la bouche* ; puis, deux jours avant la mort, des mouvements convulsifs comme épileptiques par intervalles. Ce n'était donc pas là de l'hystérie.

Dans l'ouvrage de Calmeil, une observation de paralysie générale chez la femme nous a paru intéressante au point de vue où nous nous plaçons.

Il s'agit d'une jeune femme, d'un caractère impressionnable, emporté, bizarre, et qui avait éprouvé à différentes reprises des attaques passagères d'hystérie. C'est, du reste, le seul cas qui présente cette particularité parmi toutes les observations de Calmeil.

Dès l'âge de trente ans, Mme Eugène présente des signes d'excitation ; livrée à ses passions et à toutes sortes d'excès, elle se sépare bientôt de son mari et cherche dans des excès alcooliques l'occasion de s'étourdir ; elle contracte ensuite l'habitude de l'onanisme.

Mais ce n'est qu'à l'âge de 35 ans que l'affection est confirmée par l'affaiblissement de l'intelligence et de la mémoire, la gêne de la prononciation, la diminution de la force dans les membres inférieurs, l'incapacité de prendre part à une conversation régulière, etc.

Néanmoins, Mme Eugène peut encore rester chez elle jusqu'à l'âge de 38 ans, et ce n'est qu'à cette époque qu'elle est placée à Charenton. Pendant six mois encore, elle conserve une apparence de santé et de fraîcheur et peut vivre de la vie ordinaire. Ce n'est qu'à 39 ans qu'elle tombe dans la démence, et la mort n'arrive qu'un an plus tard. (Calmeil, tome I, page 423.)

Ce qui nous a frappé dans cette observation et, c'est pour ce motif que nous nous sommes permis d'en donner le résumé, c'est la durée insolite de la paralysie générale, survenue chez une femme qui a présenté, antérieurement à cette maladie, quelques attaques d'hystérie. C'est donc une nerveuse qui, malgré son nervosisme, a été atteinte de périencéphalite, mais chez laquelle l'affection n'a pas évolué normalement et s'est fait remarquer par sa longue durée. C'est là, pour nous, un fait important que nous tenons à signaler dès maintenant et sur lequel nous reviendrons dans le chapitre suivant. Il nous reste à constater, pour le point que nous traitons actuellement, que, sur les neuf observations de paralysie générale chez la femme signalées dans l'ouvrage de Calmeil, nous trouvons l'hystérie une seule fois, et c'est à titre d'antécédent personnel.

Nous avons lu la traduction d'un exposé fait à Berlin par Jung (de Leubus).

Sur 130 cas de paralysie générale chez la femme, relevés, comparativement à 2,552 hommes, atteints de la même affection, nous n'avons trouvé, dans aucun d'eux, trace d'hystérie.

Enfin, nous avons cherché à nous rendre compte de la proportion de femmes hystériques qui sont en même temps atteintes de paralysie générale dans les asiles d'aliénés. Notre désir était de faire un petit travail statistique complet à ce point de vue en notant pour chaque malade :

1° Les antécédents hystériques héréditaires ;

2° Les antécédents hystériques personnels ;

3° Les accidents nerveux observés pendant la durée du séjour dans l'asile.

Malheureusement, on nous a répondu de tous côtés que ces renseignements n'existent pas dans les asiles.

Ce n'est que dans le service de la clinique des maladies mentales, où les antécédents héréditaires des malades sont notés dans un tableau synoptique, placé en tête de l'observation, que nous avons pu prendre des renseignements précis et complets à tous égards ; nous les donnerons en dernier lieu.

A l'asile de Charenton, il y a actuellement 8 femmes atteintes de paralysie générale. Elles n'ont jamais présenté de symptômes d'hystérie.

Asile de Prémontré (Aisne). Nombre de femmes aliénées à la date du 23 février 1882 : 415 ; femmes paralytiques, 8.

Aucun symptôme d'hystérie n'a été observé chez ces huit femmes.

A *l'asile de Bailleul*, sur onze cents malades, il y avait, à la fin de l'année 1881, 33 cas de paralysie générale.

Aucune de ces malades n'a présenté d'accidents hystériques.

Asile de Ville-Evrard. Nombre des aliénées (31 décembre 1881), 396 ; femmes paralytiques, 40.

Une seule dans ce nombre a présenté des accidents hystériques ; nous donnons son observation plus loin.

A l'*asile de Vaucluse*, ce sont les mêmes proportions. Une seule femme paralytique nous a paru en même temps hystérique. Son observation est également consignée dans le chapitre suivant.

Asile Sainte-Anne (service de M. Bouchereau). — Sur 340 femmes aliénées, nous trouvons 15 paralytiques. Pendant leur séjour à l'asile, aucune d'elles n'a présenté d'accidents hystériques. En outre, grâce aux recherches que M. Mabit, interne du service, a bien voulu faire au point de vue qui nous intéresse, nous pouvons affirmer que ces femmes paralytiques n'ont pas d'antécédents nerveux héréditaires.

Service de la Clinique. — Sur 15 femmes atteintes de paralysie générale, une seule, d'après les renseignements recueillis auprès des familles, serait née d'une mère nerveuse. Hâtons-nous d'ajouter que la malade ne paraît point avoir hérité de cette disposition, puisque, à aucune période de son existence, elle n'a présenté d'accidents nerveux.

Voilà pour les antécédents héréditaires.

Quant aux antécédents personnels, nous n'en trouvons chez aucune d'elles. On n'a observé chez ces malades d'accidents nerveux ni avant leur séquestration, ni depuis leur internement dans l'asile.

Si maintenant nous jetons un coup d'œil sur les antécédents héréditaires de ces malades, nous voyons que souvent les parents ou les grands parents sont morts hémiplégiques.

Trois de ces malades sont nées d'un père alcoolique ; et ont eu un grand nombre de frères et de sœurs morts, pour la plupart, en bas âge.

Au point de vue des accidents cérébraux antérieurs à la paralysie générale :

Deux femmes ont eu des attaques de paralysie avant leur entrée dans l'asile.

Au point de vue des accidents convulsifs survenus dans le cours de l'affection, nous trouvons :

Une malade morte dans le mois de janvier à la suite d'hémiplégie ;

Une autre a présenté des accidents épileptiformes qui ont duré deux jours. Mais nous arrêtons là cette énumération qui, quoique intéressante, sort de notre sujet, et nous constatons, en résumé, qu'il n'y a pas, chez ces malades, trace d'hystérie.

Ainsi, en résumé, si nous réunissons d'un côté les nombreuses observations de paralysie chez la femme dont nous avons rendu compte, et de l'autre les chiffres que nous trouvons dans les asiles d'aliénés, sur la même affection, nous constatons que les cas où la paralysie générale s'est développée chez des femmes hystériques ou nerveuses sont extrêmement rares.

Nous sommes donc en droit de conclure que si l'hystérie est souvent cause de folie, elle est bien loin de produire la paralysie générale ; car si, d'une part, cette névrose est très commune chez la femme, d'autre part, nous le répétons, il est exceptionnel d'observer des antécédents hystériques soit héréditaires, soit personnels chez les femmes atteintes de périencéphalite ; enfin, parmi les hystériques qui peuplent les asiles d'aliénés, on n'observe pas d'exemple de transformation de cette névrose en paralysie générale, ni de cas de coexistence des deux affections.

CHAPITRE II.

OBSERVATIONS DE PARALYSIE GÉNÉRALE CHEZ DES HYSTÉRIQUES. — PARTICULARITÉS OBSERVÉES DANS LE COURS DE L'AFFECTION.

Nous avons vu combien il est rare d'observer le développement de la paralysie générale chez des névropathes ou des hystériques. De plus, l'observation de Calmeil, que nous avons rapportée dans le chapitre précédent, nous a montré une femme, ayant des antécédents hystériques, atteinte de périencéphalite, et dont l'affection s'est fait remarquer par sa longue durée. C'est là déjà un fait qui nous intéresse ; car cette durée insolite de la paralysie générale ne serait elle pas due au nervosisme de la malade? Dans tous les cas, nous devons nous demander si lorsque, par exception, la paralysie générale se développe chez des hystériques, elle suit sa marche habituelle, ou se fait remarquer par des particularités intéressantes à connaître. C'est là l'etude que nous allons aborder. Nous exposerons les quelques observations que nous possédons, et nous ferons suivre chacune d'elle des réflexions qu'elle nous suggérera.

Observation I.

(Communiquée par M. le Dr Régis, chef de clinique des maladies mentales).

Hérédité nerveuse. Hystérie puis paralysie générale. Coexistence des deux affections et association de leurs symptômes, d'où apparition chez le malade d'une paralysie générale pour ainsi dire névropathique, accompagnée d'attaques hystériques, d'hallucinations, d'extases, etc., et affectant une marche à la fois chronique et rémittente. Etat stationnaire pendant deux ans. Fièvre typhoïde. Mort. Autopsie.

R... (Charles), coutelier, célibataire, âgé de 33 ans, entre à la clinique des maladies mentales (Asile Sainte-Anne) le 13 décembre 1879.

Les quelques renseignements que nous obtenons de lui nous apprennent que, ne pouvant supporter l'existence, il avait tenté de mettre fin à ses jours en s'ouvrant les veines du pli du coude à chaque bras, et que, relevé mourant et transporté à l'hôpital Lariboisière, il s'y était excité au point de rendre nécessaire son transfèrement à l'Asile Sainte-Anne.

Le malade se présente avec les symptômes d'une paralysie generale à forme mélancolique, déjà en pleine évolution.

Ces symptômes sont les suivants : 1° du côté physique, inégalité des pupilles, hésitation de la parole, frémissement des lèvres et des muscles de la face, tremblement de la langue et des mains ; 2° du côté intellectuel, léger affaiblissement des facultés, idées mélancoliques confuses, dépression, demi-mutisme.

Certaines particularités, qui ne frappent pas tout d'abord l'attention, existent chez lui. Ainsi, il offre tous es attributs extérieurs du *féminisme*, et son caractère est bien plutôt celui d'un *névropathe* que celui d'un *paralytique général*.

Le 20 décembre, sept jours après son entrée dans le service, R... tombe non pas en *attaque épileptiforme*, comme cela a lieu habituellement dans la paralysie générale, mais en *attaque hystérique*. Il est couché sur son lit, les bras en croix, raides, tétanisés, les mains ouvertes et étendues, dans l'attitude du crucifiement; la face est pâle, mais expressive et non grimaçante : les paupières fermées, les yeux non convulsés, les pupilles contractiles, la bouche conserve son attitude normale ; il ne s'en écoule ni salive, ni mousse sanglante ; la sensibilité n'est point abolie ; la circulation et la respiration s'effectuent d'une façon normale ; le malade pousse des cris violents et plaintifs qui, à certains moments, prennent les caractères de l'aboiement; les membres inférieurs sout agités de secousses cloniques désordonnées ; ils se fléchissent, s'étendent et frappent le lit avec force, puis les mouvements cessent un instant et se renouvellent presque aussitôt. Les testicules sont douloureux.

Au bout de dix minutes environ, l'attaque prend fin subitement ; le dernier cri se produit: les yeux se rouvrent, les bras se relâchent et reprennent leur position normale, les jambes gardent le repos. Le malade, interrogé, répond immédiatement ; il a conscience de son attaque, et est en pleine connaissance. Cinq minutes après, nouvelle crise convulsive, puis nouvelle pause et ainsi de suite, en tout quinze attaques dans la soirée, progressivement plus faibles et de plus en plus éloignees les unes des autres. La dernière terminée, R... ouvre les yeux et parle comme de coutume, mais il tombe aussitôt dans un accès d'agitation violente. Il se lève de son lit, paraît très effrayé et pousse des cris affreux en disant qu'on veut l'assassiner, le faire manger par des chiens, etc. ; il aperçoit des animaux, des oiseaux, des hommes armés ; il se montre tellement excité qu'on est obligé de le transporter dans une cellule. Le lendemain, au matin, cette excitation s'est beaucoup calmée, mais elle reparaît le soir avec la même violence et se reproduit de la sorte pendant cinq jours consécutifs.

Au bout de ce temps, le malade devient complètement calme et reste dans cet état jusqu'au 4 janvier. Le matin de ce jour, il commence par refuser de manger, puis, à la visite, il a une attaque de crucifiement extatique, sans convulsions. Les bras sont étendus en croix, les jambes rapprochées, le corps raidi, la tête renversée ; il est comme en extase, les yeux fixés et largement ouverts, et laisse échapper d'une voix lente et monotone des phrases entrecoupées qui expriment la succession de ses idées et les phénomènes hallucinatoires qu'il éprouve : « Il se sent grandir tous ses membres s'allongent et grossissent ; il respire des odeurs de fleurs, il voit la Vierge, les saints, de beaux monuments, des nains et de petits nègres qui en sortent et qui ont peur de lui, etc. » A midi, cette crise prend fin, le malade mange.

Le doute n'était plus permis : R... était à la fois atteint d'*hystérie* et de *paralysie générale*.

A dater de ce jour, il n'eut plus pendant quelque temps d'attaque convulsive, mais il conserva constamment et au plus haut degré son caractère névropathique. Il parlait peu, d'une voix douce et faible, d'un air timide et embarrassé ; il tenait toujours les yeux baissés et ne regardait jamais en face, prétendant que cela lui faisait mal. Très impressionnable, il était souvent pris de tremblements nerveux, il se fâchait très facilement et s'emportait pour un rien, surtout quand on faisait mine de le toucher. Il s'est toujours opposé, du reste, aux diverses manœuvres tentées en vue de le soumettre à l'hypnotisme.

Sur ces entrefaites, ses parents vinrent le voir, et les renseignements très détaillés qui furent fournis apprirent qu'effectivement le malade était hystérique depuis sa jeunesse.

Voici ces renseignements qu'il nous parait indispensable de résumer avant de poursuivre l'observation :

Le père de R... est vivant, bien portant.

Sa mère est hystérique (caractère névropathique très accentué, impressionnabilité maladive, tics nerveux, attaques convulsives).

Ses deux sœurs sont aussi toutes deux très nerveuses.

En ce qui le concerne, R... n'a pas eu de maladie grave dans le bas âge. Intelligent et bien doué, il a reçu une certaine instruction. Dès l'enfance, il a fait preuve d'un tempérament nerveux et d'un caractère bizarre. Il vivait toujours à l'écart, ne voulait voir personne, se montrait sombre, concentré, à la fois timide et hardi, doux et grossier. Imagination ardente. Esprit faussé par les lectures. Habitudes d'onanisme devinées par lês parents. Mépris affecté pour les femmes.

A l'âge de 21 ans, R... est envoyé en Afrique comme militaire. Il en revient souffrant au bout de quelques mois, ayant contracté, au dire des siens, une mauvaise maladie, probablement la syphilis. De fait, le medecin qui l'a soigne à cette époque a fait parvenir un certificat qui confirme, à cet égard. l'hypothèse de la famille.

Nous devons faire remarquer ici, au sujet de la syphilis,

que, pendant son séjour de deux ans à l'asile Sainte-Anne, le malade n'a présenté aucun symptôme de cette diathèse et que, par conséquent, il ne peut être considéré comme ayant été atteint de paralysie générale ou de pseudo-paralysie générale d'origine syphilitique.

Il y a quelques années, ne pouvant plus s'entendre avec sa mère, R... vint à Paris. On le fit entrer dans différents bureaux où il ne put rester longtemps, en raison de son caractère difficile et désagréable. Son cousin, qui l'a beaucoup connu à ce moment, affirme qu'il était en outre sujet à de fréquents accès de somnambulisme. Il se levait la nuit et se promenait dans sa chambre : on l'entendait marcher.

. Il y a deux ans, un soir qu'il était assis causant avec sa tante, il s'interrompt tout a coup et se met à crier : « *Je la vois, cette demoiselle ! Elle est tout en bleu !* » Après quoi il reprend tranquillement sa conversation.

Il avait très souvent des mouvements d'impatience, s'emportait dans les discussions, devenait grossier, pleurait et suffoquait de colère sans pouvoir parler et en s'agitant convulsivement. Jamais, cependant, on ne l'a vu ni tomber ni avoir de véritable attaque de nerfs.

Au mois de juin 1879, il repart pour son pays, ayant successivement perdu toutes ses places et ne trouvant plus de travail à Paris. Mais il revient au mois de décembre, parce que sa mère, ne pouvant plus le souffrir, avait quitté la maison et menaçait de n'y pas rentrer tant que son fils y resterait. Dès son arrivée, il étonne tous ceux qui le voient par la bizarrerie de son attitude et l'étrangeté de son langage. Le soir, il va passer la nuit chez une femme de rue. Le lendemain, de bonne heure, il se lève, et, sans prendre le temps de se vêtir, il se précipite au dehors en s'écriant :

« *On m'a volé !* » Il arrive ainsi chez sa tante, l'air égaré, sans pardessus, nu-pieds, par le froid intense qu'il faisait à cette époque d'un hiver des plus rigoureux. Aussitôt, il se plaint d'avoir été volé et demande des vêtements d'un ton brusque et grossier ; puis il s'emporte, fait du bruit et sort furieux en disant qu'il ne reviendra plus. C'était le jeudi. Du jeudi au samedi, on ne sait ce qu'il est devenu. Le matin de ce jour, il est allé sur la route d'Epinay, où il s'est ouvert les veines ; deux charretiers qui passaient l'ont relevé et conduit à l'hôpital Lariboisière. On sait le reste.

Reprenons maintenant, au point où nous l'avons laissée, l'observation du malade.

Après son accès extatique du 4 janvier, R... devint complètement calme. Ses idées mélancoliques disparurent entièrement ; les symptômes physiques de paralysie générale qu'il présentait diminuèrent d'une façon notable et un état de rémission très accentué survint, qui se prolongea durant six mois. Pendant tout ce temps, il se montra très raisonnable et ne cessa de s'occuper aux ateliers de l'asile. Il demandait fréquemment sa mise en liberté. Il conservait néanmoins encore une très légère inégalité des pupilles, un peu d'hésitation dans la parole et un certain tremblement des lèvres et des mains, qui s'accentuait beaucoup sous l'influence de l'émotion, et augmentait passagèrement son embarras de prononciation. Son caractère hystérique était toujours des plus marqués.

Le 10 juillet, subitement, le malade s'excite : il refuse d'aller au travail ; il va et vient dans la cour, criant, gesticulant, et manifestant des idées de richesse et d'ambition incohérentes. *Il veut créer une grande fabrique de rasoirs marchant à la vapeur ; il a 30,000 francs de fortune ; il veut apprendre beaucoup de langues pour voyager à l'étran-*

ger, etc.... Sa parole est très embarrassée et son tremblement très apparent. Le 11 et le 12, son excitation continue et prend le caractère de l'égarement. A la visite, il s'approche, l'air hagard, les yeux rouges, les lèvres tremblantes, et dit, d'une voix à peine distincte : « *Il faut que je fasse un discours.* » Après quoi, il s'écrie avec violence : « *O France ! France chérie ! je veux que tu sois belle et que tout l'univers soit en République !* » Cet accès de manie ne dure que trois jours. Au bout de ce temps, le calme renaît, et une nouvelle rémission survient qui dure cinq mois.

Le 3 décembre, R... a trois attaques d'hystérie à forme convulsive accompagnées d'extase. Il semblait voir le ciel et poussait des cris continuels. Le lendemain, pendant la nuit, il s'étend par terre au milieu du dortoir et a une nouvelle attaque, qui est suivie d'une émission abondante d'urine. Le 5 décembre, attaques et agitation violente pendant toute la journée.

Le 6, tout rentre dans l'ordre ; un calme absolu se manifeste et dure encore pendant trois mois et demi.

Le 22 mars 1881, changement de caractère, qui se traduit par un peu d'excitation de la loquacité, etc.

Le 25 au matin, l'accès éclate. Le malade commence par uriner dans son lit, puis il pousse des gémissements, des plaintes entrecoupeés et incohérentes : « *R... m'a empoisonné ! m'a assassiné ! avec de l'arsenic ! Je suis mort ! Voilà mon cadavre !* » En même temps, il se découvre, ferme les yeux et garde une immobilité absolue. Bientôt, ses membres se raidissent ; il s'arc-boute et ne touche son lit que des pieds et des mains. Enfin, il se laisse tomber à terre et se met en croix sur le plancher.

Le 26, la crise cesse. R... se montre triste, timide, taciturne, baisse les yeux, parle à voix très basse et se refuse à parler de son accès de la veille. Ce calme dure encore le lendemain.

Le 28, l'agitation reparaît plus violente encore et le malade a plusieurs attaques successives. La nuit, on le trouve sur le parquet, les bras en croix, et proférant des paroles incohérentes : « *Je suis le poison !... Ne me touchez pas !... Vous mourrez tous !... Océan, ouvre-toi et écrase-les !... Artilleurs, foudroyez-les !... Tonnerre, tombez sur eux !... Sainte Vierge, protégez-moi !... Oui ! je le vois, vous êtes des damnés !... Dansez, je vous l'ordonne !... Vous devez obéir !...* » En même temps, il cherche à mordre et à cracher sur les personnes qui l'entourent, disant qu'il distille son plus fort poison pour les anéantir. Le tout entremêlé de cris de joie, de pleurs, de colère et de moments d'extase pendant lesquels il se raidit au point qu'il est impossible de lui faire plier les bras et les jambes. Il est dans l'espace, il est le maître de l'Océan, les anges l'accompagnent et le protègent, etc., etc.

Le 29, l'agitation atteint son maximum ; R... est complètement incohérent et prononce des mots sans suite, tels que : « *Mon soleil ! Foudre ! Poison ! Canaille ! Sainte Vierge ! Tue ! Tue ! Vengeance ! Un crachat !* » Il dit voir des cigognes, des autruches, des lions d'Afrique, des tigres ; il boit son urine et prend dans son lit les positions les plus impossibles. A certains moments, il se masturbe les yeux fermés et en poussant des gémissements ; dans d'autres, il est immobile, en extase, la bouche grande ouverte et les yeux sortant presque de l'orbite. Ses lèvres sont tellement tremblantes que la parole devient à peine compréhensible.

Le 31 mars, la crise cède tout à coup et elle est remplacée par une dépression profonde avec mutisme, hébétude, refus d'aliments, immobilité presque absolue.... Cet état se prolonge pendant seize jours, époque à laquelle l'agitation reparaît.

Cette fois, bien que s'accompagnant comme toujours d'attaques, de délire incohérent et d'hallucinations, elle revêt un caractère d'alternance très manifeste. Calme pendant un ou deux jours, le malade s'excite pendant un temps analogue, et ainsi de suite pendant deux mois.

A ce moment, les intervalles de calme disparaissent, et un état d'agitation permanente s'établit, sans attaques, ni hallucinations, ni phénomènes extatiques. L'accès maniaque ressemble alors de tous points à ceux qui surviennent parfois dans le cours de la paralysie générale. Le malade est incohérent, désordonné dans ses actes et dans ses propos, il déchire ses vêtements, se souille d'ordures, maigrit et prend comme un aspect cachectique.

Au mois d'août, une nouvelle rémission survient qui s'accompagne d'un calme à peu près complet. Les symptômes physiques de la paralysie générale existent toujours, mais ils sont peu accentués. L'état intellectuel est plus satisfaisant encore ; tout délire a disparu, et, chose plus étonnante, R... ne présente pas, à proprement parler, d'affaissement intellectuel, bien qu'il soit déjà depuis près de deux ans dans le service. Interrogé à fond à ce moment, il montre qu'il a conservé un souvenir exact des principaux évènements de sa vie et qu'il se rappelle les moindres incidents de son séjour dans le service. Au lieu de cette indifférence complète du paralytique qui, tombé bientôt dans une démence abjecte, vit dans l'impassibilité la plus profonde et reste absolument étranger à tout ce qui se passe autour de lui, R... a conscience du milieu dans lequel il vit et connaît les êtres qui l'entourent. C'est ainsi qu'au retour du chef de service, après quarante jours d'absence, il vient à lui, l'appelant par son nom, et lui demandant raisonnablement de ses nouvelles.

J'insiste sur ce fait de l'intégrité presque complète de l'intelligence chez le malade, pour montrer qu'à ce moment, c'est-à-dire au commencement de septembre, il se trouvait encore en pleine rémission, et que, depuis deux ans, la paralysie générale dont il était atteint semblait n'avoir pas fait de progrès sensibles.

Or, vers la fin de ce mois, une fièvre typhoïde survient qui, après s'être accompagnée d'hémorrhagies intestinales graves et avoir revêtu un caractère adynamique très prononcé, emporte le malade, le 30 septembre, au huitième jour de sa maladie.

Autopsie. — L'autopsie pratiquée vingt-quatre heures après donne les résultats suivants :

1° Les lésions de la fièvre typhoïde sont assez accentuées, surtout au niveau de l'iléon (ulcérations profondes pénétrant au sein de la tunique musculeuse, ganglions sous-péritonéaux volumineux et un peu mous, etc.).

2° En ce qui concerne la paralysie, les lésions trouvées sont à peine celles du début de la maladie.

L'encéphale pèse	1,329	grammes.
L'hémisphère droit du cerveau .	555	—
L'hémisphère gauche du cerveau	586	—
Le cervelet.	156	—
La protubérance et le bulbe . .	32	—

Aucune trace de méningite.

Quelques ulcérations superficielles de 1 à 6 millimètres de longueur au niveau des circonvolutions frontales et temporales, surtout du côté gauche. Fines granulations épendymaires à la surface des ventricules moyen et latéraux. Granulations un peu plus confluentes sur la paroi du quatrième ventricule.

Rien de particulier aux coupes. Les altérations histologiques sont très peu accusées. Il n'existe pas d'hémorrhagies dans les gaines vasculaires au niveau des lésions corticales.

En dehors de ces quelques lésions, l'encéphale est complètement sain, et se fait remarquer par la fermeté et la consistance de sa couche corticale, fait qui contraste avec ce qu'on observe habituellement dans la paralysie générale progressive.

Réflexions. — Envisagée comme cas de paralysie générale, l'observation précédente offre plusieurs particularités exceptionnelles dans la maladie dont nous allons faire ressortir les principales.

1° Au point de vue *symptomatique.*

Le malade a présenté : A. *Un tremblement nerveux* intermittent et convulsif qui, à certains moments, venait s'ajouter au tremblement paralytique et augmentait ainsi d'une façon notable l'embarras de la prononciation.

B. *Des attaques hystériques* survenues à des intervalles variables, et groupées en forme d'accès.

C. *Un délire étrange*, coloré, changeant, qui accompagnait ou suivait immédiatement les attaques.

D. *Des phénomènes d'extase.*

E. *Des hallucinations surtout visuelles*, imagées, passagères et variables à l'infini.

F. Enfin la substitution au caractère habituellement

expansif ou indifférent des paralytiques, du *caractère fantasque* et bizarre des névropathes.

2° Au point de vue de la *marche*, *l'allure rémittente capricieuse*, mouvementée de la maladie, si différente de l'évolution graduellement progressive de la paralysie générale, et qui s'est traduite par la succession tantôt régulière, tantôt désordonnée, de périodes d'agitation, de calme et de dépression.

3° Au point de vue de la *durée*, *l'arrêt du processus morbide* si complet et si prolongé, qu'au bout de deux ans, c'est-à-dire, après un temps plus considérable qu'il n'eût fallu pour emporter un paralytique, ou le plonger tout au moins dans la démence la plus profonde, le malade fait preuve d'une conservation presque absolue de l'intelligence et en particulier de la mémoire, et que sa mort, survenue d'une façon tout accidentelle, ne laisse constater que *les lésions de la paralysie générale au début*, ce qui permet de supposer que sans l'intervention si inopinée de l'affection intercurrente, elle se fût prolongée encore pendant peut-être plusieurs années.

Observation II.

Paralysie générale et hystérie probable. Amélioration.

La nommée M. J..., femme D..., âgée de 32 ans, entre à l'asile de Vaucluse le 16 avril 1881, avec les certificats suivants : « Est atteinte de démence, trouble le repos des autres malades. Il est urgent de la transporter dans un hospice spécial. » (Dr Hutinel.)

Certificat immédiat de Sainte-Anne, en date du 12 avril 1881 : « Est atteinte d'affaiblissement des facultés intellectuelles avec confusion dans les idées et préoccupations hypochondriaques. Faiblessemusculaire. Légères contusions des bras et des jambes. » (Marcel Briant.)

Certificat immédiat de Vaucluse, en date du 16 avril 1881 : « Est atteinte d'affaiblissement intellectuel. Elle ne peut tenir sur ses jambes. Elle gâte. » (Dr Bigot.)

Cet état ne dure pas et, quelques jours plus tard, le directeur médecin en chef de l'asile dit dans son certificat de quinzaine : « Est améliorée depuis quelques jours. Elle était toujours couchée et gâtait, comme une paralytique. Depuis quatre ou cinq jours, elle commence à se lever, parce qu'on lui a dit qu'elle sortirait. La démarche n'a rien de traînant comme dans la paralysie ; les *paupières papillotent quelquefois*, le visage est habituellement pâle et se congestionne *accidentellement et subitement*, d'où je tendrais à penser qu'il y a quelque chose d'hystérique dans le cas de cette malade, d'autant plus que son mari m'a répété qu'elle n'avait jamais eu de *faiblesse*, de *défaillance*, de vertige allant jusqu'à la chute à terre, mais seulement des *colorations subites* du *visage*, *allant* jusqu'*au bleu*, et qui *étaient fugaces*.

« Congestions cérébrales hystériques ? »

Le 14 juin 1881, on donna, sur la malade, la note médicale suivante :

« Tantôt calme, tantôt agitée; tantôt debout, tantôt couchée le jour. Un jour, elle marche bien, le lendemain elle semble paralysée. Quelquefois elle parle sensément, mais cela ne dure pas.

« En somme, elle va mieux. »

Depuis cette époque, les registres de l'asile portent Mme J... comme atteinte de paralysie générale avec embarras de la parole, inégalité pupillaire, tremblement des mains, affaiblissement intellectuel, etc.

Mais, à partir du mois d'octobre, les notes médicales disent que la malade est en rémission. Les symptômes sont, en effet, considérablement diminués.

Au mois de janvier 1882, nous avons examiné nous-même la malade et nous l'avons trouvée dans l'état suivant :

Mme J... n'offre nullement le facies d'une paralytique ; la démarche est normale. La malade nous parle raisonnablement, la mémoire n'est nullement affaible. Mme J... nous raconte avec exactitude des évènements de sa vie. Elle se souvient très bien de son séjour à l'Hôtel-Dieu, de la date de son entrée et de sa sortie, etc ; elle espère quitter bientôt l'asile et reprendre son travail.

Elle nous raconte qu'elle a été toujours nerveuse, riant et pleurant pour un rien, s'emportant contre son mari pour des motifs futiles, mais elle n'a pas eu d'attaque.

Nous devons ajouter que nous avons constaté à la même époque comme signe physique un très léger tremblement fibrillaire des muscles de la langue. Mais la parole est entièrement libre. Elle n'est ni hésitante, ni traînante, ni scandée. La pupille gauche est légèrement plus dilatée que la droite.

La force musculaire n'est pas considérable.

La vue, qui, paraît-il, s'était affaiblie il y a sept ou huit mois, est aujourd'hui excellente. La malade enfile les aiguilles avec habileté.

Enfin la religieuse du service nous dit que Mme J... est d'un caractère très doux, mais très mobile. Très gaie un jour, elle est tentée de pleurer le lendemain.

Réflexions.— Cette observation nous offre quelques particularités intéressantes à connaître, et qui ne sont pas sans analogie avec celles que nous avons relevées dans l'observation précédente. Ce sont :

1° Les alternatives d'agitation et de calme qui ont duré plusieurs mois :

2° L'extrême lenteur d'apparition et de développement des symptômes de la paralysie générale ;

3° Leur disparition soudaine et presque complète, et une amélioration dans l'état de la malade, qui pourra très probablement recouvrer la liberté et reprendre ses occupations ;

4° Des congestions subites et passagères du visage, qui, jointes à quelques autres signes et aux renseignements recueillis sur les antécédents de la malade, ont donné à penser au chef de service qu'il y avait chez elle quelque chose d'hystérique.

5° Enfin, ces attaques passagères de paralysie qui font qu'un jour on trouve la malade debout et marchant facilement; le lendemain, couchée et comme paralysée.

DISCUSSION.

DIAGNOSTIC DIFFÉRENTIEL DE L'HYSTÉRIE ET DE LA PARALYSIE GÉNÉRALE.

On pourrait se demander s'il ne s'agit pas, dans le cas précédent, d'une paralysie générale hystérique.

Sandras dit au sujet des maladies nerveuses (Traité des maladies nerveuses, tome II, page 6) : « Une autre sorte de paralysie générale nerveuse ressemble d'une manière frappante à la paralysie dite des aliénés. Dans ce cas, la paralysie semble marcher des extrémités vers le centre ; elle débute par les jambes, les mains, etc.; elle commence par un engourdissement avec faiblesse et rigidité des parties affectées, puis elle devient une véritable paralysie musculaire avec insensibilité tactile, etc. »

Plus loin, le même auteur ajoute que ces deux sortes de paralysie pourront être distinguées l'une de l'autre en ce que celle des aliénés a une marche progressive constante, que n'ont pas les paralysies nerveuses ; en ce que la première s'accompagne dès le début de troubles intellectuels et qu'elle est rebelle à tous les agents thérapeutiques, tandis que si. la mémoire est parfois. troublée momentanément elle se retrouve souvent dans les paralysies nerveuses, qui se modifient d'ailleurs sous l'influence du traitement.

Or, tel n'est pas le cas de notre malade, qui a présenté dès le début des troubles intellectuels et une faiblesse musculaire générale.

Du reste, Axenfeld (Eléments de pathologie de A.-P. Requin, tome IV, des Névroses, par Axenfeld) reprenant les caractères distinctifs donnés par Sandras entre les paralysies nerveuses et la paralysie générale progressive, fait remarquer : 1° que l'absence de troubles intellectuels n'est pas un signe distinctif depuis les travaux de M. Baillarger ; 2° que dans les deux sortes de paralysie les premiers symptômes se manifestent dans le visage, la bouche, la langue, etc.; 3° que le dernier argument de Sandras que lui fournit la curabilité de la maladie n'est pas sérieux, car d'un côté la paralysie générale progressive présente des rémissions quelquefois fort longues qui en imposent pour de solides guérisons, tandis que pour les paralysies nerveuses l'auteur dit qu'elles se terminent, quand elles ne s'arrêtent pas, par les troubles intellectuels ; mais il ne dit pas si elles s'arrêtent souvent.

Axenfeld arrive à la conclusion suivante : « Des deux espèces de paralysies générales admises par Sandras, l'une n'est pas une paralysie (nous n'avons pas parlé de cette variété citée par Sandras), l'autre est bien une paralysie progressive, mais tellement semblable à celle des aliénés, qu'on ne saurait sans démonstration plus ample lui accorder le rang d'une espèce morbide particulière, ni lui donner le nom distinctif de paralysie générale nerveuse. »

Briquet (Traité clinique et thérapeutique de l'hystérie, page 457) dit : « La paralysie générale progressive qui provient d'une lésion cérébrale est facile à distinguer des paralysies hystériques par les troubles de l'intelligence, l'embarras de la parole et un tremblement musculaire qui caractérisent assez nettement la maladie ; à une époque plus avancée, il y a dans les muscles un état graduel d'atrophie qui ne se rencontre pas dans la paralysie hystérique. »

Un autre caractère distinctif se tire de la nature du délire.

« Le délire hystérique, dit le même auteur (page 430), se distingue de celui qui résulterait d'une phlegmasie cérébrale par l'absence de fièvre avec chaleur de la peau et par la fixité de l'objet du délire. » (Ce dernier caractère a été indiqué par M. Mesnet.)

« Le délire hystérique est toujours une simple réminiscence des pensées récentes qui ont occupé les malades hors l'état d'attaque, tandis que celui des affections cérébrales, le délire saturnin, par exemple, est vague et incohérent. »

Telles sont les diverses opinions émises sur le diagnostic différentiel de la paralysie générale progressive et des paralysies nerveuses. Nous pensons que, dans l'observation que nous venons de rapporter, nous avons affaire à une paralysie générale modifiée par l'état nerveux de la malade, comme nous nous efforcerons de l'expliquer dans le chapitre suivant. Mais nous croyons également qu'il est des cas où il est bien difficile de porter un diagnostic et de dire si l'on se trouve en présence d'une paralysie générale progressive ou d'une hystérie simulant cette affection

On peut voir en ce moment à la clinique des aliénés deux malades hystériques qui se trouvent dans ces conditions. La premièré présente, outre des accidents nerveux, hémianesthésie, etc., un embarras de la parole, un affaiblissement notable de la mémoire, un tremblement considérable des mains et des muscles de la langue, des difficultés dans la marche, etc.; tous ces symptômes augmentent considérablement sous l'influence de la moindre émotion ; si nous ajoutons à cela des idées hypochondriaques, il ne nous manque que l'inégalité pupillaire pour avoir un tableau à peu près complet des symptômes de la paralysie générale. Et cependant on n'ose affirmer ce diagnostic, tant il y a de mobilité dans ces symptômes, car depuis deux mois que la malade est dans le service, sa mémoire s'est améliorée et il est des jours où les autres symptômes sont à peine appréciables.

La seconde malade, moins intéressante, présente un embarras de parole très accentué, qui lui est survenu à la suite de nombreuses attaques d'hystérie.

Observation III.

(Communiquée par M. Poumeau, interne à l'asile de Ville-Evrard.)

Paralysie générale. Attaque d'hystérie survenue dans le cours de l'affection. Pneumonie. Mort.

Mme A. D..., femme T..., âgée de 40 ans, entre à l'asile de Ville-Evrard le 6 novembre 1881, avec les certificats suivants :

31 octobre 1881. — Démence paralytique; affaiblissement marqué de l'intelligence, de la mémoire, de la volonté, de la sensibilité et du mouvement ; hésitation de la parole; préoccupations hypochondriaques, incapacité de se diriger. Cette malade est dans un état mental qui exige son placement dans un asile d'aliénés. (Legrand du Saulle.)

6 novembre 1881.— Est atteinte de paralysie générale ; affaiblissement des facultés intellectuelles ; idées mélancoliques et ambitieuses ; délire hypochondriaque ; projets nombreux ; va gagner 200 francs par jour ; inégalité pupillaire ; hesitation de la parole. (De Lemaëstre.)

Certificat de quinzaine du 20 novembre 1881. — Est atteinte de paralysie générale ; affaiblissement des facultés intellectuelles et de la mémoire ; idées mélancoliques et ambitieuses ; projets nombreux ; va gagner un million par an ; inégalité pupillaire ; embarras de la parole ; à maintenir.

Appelé pour cette malade dans le service, quelques jours avant qu'elle fût atteinte de pneumonie, on me dit qu'A... G..., crie et pleure continuellement, qu'elle se jette sur le plancher, brisant ce qu'elle peut, qu'on est obligé de la maintenir au lit pour l'empêcher de se rouler encore par terre.

Elle appelle le médecin à grands cris, disant qu'elle va mourir, s'il n'arrive pas. « Je suis guérie », dit-elle, dès qu'elle nous voit entrer dans la salle. Elle raconte aussitôt, au milieu de rires et de pleurs qui ne s'expliquent pas plus les uns que les autres, qu'elle a un grand chagrin de n'avoir pas sa fille auprès d'elle pour la surveiller, car elle tient qu'elle reste vierge toute sa vie : cette pensée qu'elle peut se donner à un homme l'étouffe ; elle sent une boule qui lui monte à la gorge. « Tenez, dit-elle, je vais avoir encore une attaque. » En même temps, tous les muscles se contractent et le corps décrit une courbe à concavité postérieure; peu de convulsions cloniques ; du reste, une pression sur l'ovaire droit fait tout disparaître.

La malade reste un moment abattue; des pressions avec la paume de la main sur les globes oculaires, répétées pendant deux ou trois minutes, laissent la malade dans un état de somnolence qui dure un quart d'heure. Elle a été calme le reste de la soirée. Les jours suivants, elle a été très agitée, sans que j'aie pu noter une nouvelle attaque, jusqu'à ce qu'elle fût atteinte d'une pneumonie à la suite de laquelle elle est morte.

Réflexions. — C'est uniquement pour citer un fait rare, la coexistence de l'hystérie et de la paralysie générale, que nous avons rapporté cette observation ; car le séjour de courte durée que la malade a fait à l'asile de Ville-Evrard n'a pas permis d'observer des alternatives de bien et de mal dans son état; mais il est probable que si la mort n'était pas survenue si inopinément, la malade aurait présenté les particularités que nous avons remarquées dans les observations précédentes.

Nous avons reçu, au dernier moment, de M. le Dr de Montyel, médecin en chef de l'asile d'aliénés de Marseille, une communication sur deux cas de coexistence de paralysie générale et d'hystérie. Dans aucun d'eux, la névrose ne parait avoir enrayé l'affection cérébrale.

CHAPITRE III.

INTERPRÉTATION DES FAITS. — ACTION RÉCIPROQUE DE LA PARALYSIE GÉNÉRALE ET DE L'HYSTÉRIE L'UNE SUR L'AUTRE.

Dans les observations que nous avons rapportées, et principalement dans la première, nous avons vu que, lorsque la paralysie générale est en coexistence avec l'hystérie, l'affection présente des particularités dans sa symptomatologie, sa marche, sa durée, etc. Les symptômes habituels de la périencéphalite s'affaiblissent et disparaissent presque complètement par intervalles, et souvent pendant un temps fort long, durantle quel le malade peut reprendre ses occupations; et ces rémissions sont très fréquentes dans le cours de la maladie. Mais la remarque la plus importante que nous ayons à faire, c'est la durée véritablement insolite de la paralysie générale, non que le malade reste dans la démence, mais parce que longtemps après le début bien constaté de l'affection, nous le trouvons encore en pleine possession de ses facultés, étonnant ceux qui l'interrogent, par la précision de ses réponses et l'exactitude de ses souvenirs.

A quoi peut-on attribuer cette allure si capricieuse de la maladie, cette succession ininterrompue de calme et d'agitation, dont le premier malade nous a offert un exemple si remarquable?

Quelle raison, surtout, peut-on donner de cet *arrêt du processus morbide*, si complet et si prolongé, qu'au bout de deux ans de maladie, on ne trouve, à l'autopsie, que les *lésions* de la *paralysie générale au début* ; de cette durée de l'affection tout à fait hors de proportion avec ce que l'on observe constamment dans la paralysie générale progressive ?

Nous pensons trouver la solution de ce problème et l'explication de ces phénomènes exceptionnels dans l'étude de la *nature même* de la paralysie générale.

On sait que la paralysie générale a d'abord été considérée comme une forme ou même comme une complication de l'aliénation mentale (Esquirol et ses élèves).

Bayle, le premier, créa l'entité morbide et fit de la périencéphalite une maladie primitive (1826).

Mais, à la même époque, Calmeil et Parchappe, admettent toujours dans leurs travaux l'idée de la complication.

Ce n'est que plus tard, en 1847, que l'idée de Bayle fut reprise par Baillarger, qui considéra la maladie comme primitive, et formant un type clinique absolument distinct.

« C'est la doctrine, dit Grasset (Traité des maladies nerveuses, p. 519), qui est dès lors admise par tout le monde, et développée par Falret, Lasègue, Marcé, etc.

« De plus, M. Baillarger émet cette idée nouvelle, dit M. le Dr Regis, à qui nous empruntons un passage de son mémoire, que la folie n'est pas même un symptôme de la paralysie générale, » ce qui établit une séparation bien nette entre les vésanies et la périencéphalite diffuse.

Mais cette séparation est rendue plus complète encore par l'étude de l'hérédité dans la maladie.

« Jusqu'à ces dernières années, ajoute le même auteur, l'hérédité de la paralysie générale était restée confondue avec celle des vésanies, et ces deux sortes d'affections soi-disant-congénères étaient censées pouvoir s'engendrer réciproquement en passant des ascendants aux descendants. M. Lunier et surtout M. Doutrebente établissent qu'il existe pour la paralysie générale une hérédité toute spéciale, bien différente de celle des vésanies, et ils la désignent sous le nom d'*hérédité des tendances congestives.* »

« En même temps M. Doutrebente émet cette affirmation absolue que la paralysie générale n'a jamais sa source dans la folie des ascendants, et que lorsqu'exceptionnellement on l'observe chez un individu en puissance d'hérédité vésanique, il faut voir là une simple coïncidence, et non un rapport de cause à effet. Il fait remarquer en outre que, dans ce cas, la maladie affecte une forme chronique, rémittente, et qu'elle peut se prolonger pendant un temps quelquefois très long. »

Cette remarque de M. Doutrebente a, pour nous, une grande importance, et nous y reviendrons bientôt.

Mais nous devons ajouter, avant d'aller plus loin, que ces opinions émises sur l'hérédité de la paralysie générale, et sa séparation absolue des folies vésaniques ne sont point acceptées par tous les aliénistes. M. Aug. Voisin, entre autres, admet, dans son Traité, l'influence héréditaire de la folie sur la production de la paralysie générale, et il dit dans sa préface : « Les traits d'union entre la folie vésanique et la paralysie générale ne sont pas si éloignés qu'on peut le croire. Des observations certaines, et j'en ai de personnelles, démontrent comme possible la transformation de la folie vésanique en folie paralytique ou paralysie générale. Un certain nombre de faits m'ont appris qu'il est un moment de l'évolution de ces deux classes de maladies, que j'ai appelée période intermédiaire, où il est difficile de dire si un aliéné est atteint de vésanie ou s'il devient paralysé général : c'est affaire de sexe, d'âge, de tempérament, de diathèse.

Il ne nous appartient pas de discuter toutes ces opinions; nous ne voulons retenir que ce fait, observé par M. Doutrebente, à savoir : que la paralysie générale survenue chez des vésaniques affecte des caractères spéciaux, et se fait remarquer par sa chronicité et sa rémittence.

M. le Dr Régis voit, dans ce fait, « le résultat de la différence profonde, *constitutionnelle* qui existe entre la paralysie générale et les vésanies.

« Affection essentiellement cérébrale, ajoute le même auteur, la paralysie, personne ne le conteste, se développe habituellement chez ces individus qu'on peut appeler, avec M. Lasègue, des *cérébraux*.

Or, les mêmes particularités, observées dans la paralysie générale développée chez des vésaniques, s'observent également quand l'affection se développe chez des hystériques.

Pouvons-nous dire que c'est également là le résultat de la différence profonde, *constitutionnelle* qui existe entre la paralysie générale et l'hystérie ?

C'est là, en effet, croyons-nous, que nous devons trouver la véritable raison des caractères spéciaux que nous avons signalés dans le cours de la périencéphalite survenue chez des hystériques.

C'est dans cette différence radicale qui sépare l'affection cérébrale de la névrose que l'on peut trouver, à notre avis, l'explication de cette allure si mouvementée, si irrégulière, de ces arrêts subits et prolongés, de cette extrême lenteur dans la marche de la maladie, en un mot de tous ces caractères qui nous ont frappé dans le cours de la paralysie générale, observée chez des hystériques.

Telle est la raison pour laquelle nous avons constaté que la périencéphalite ne se développe qu'exceptionnellement chez des névropathes.

Il suit de là que, lorsque, malgré cette incompatibilité pathologique, la paralysie générale vient à se développer chez un hystérique, il s'établit comme une sorte de « *lutte permanente* » entre les deux affections.

Tantôt la paralysie générale l'emporte, et le malade en présente alors tous les symptômes ; tantôt, c'est l'hystérie qui domine la scène, l'affection cérébrale s'efface, subit des temps d'arrêt qui, souvent répétés, impriment à la maladie cette marche à la fois *chronique* et *rémittente* qui nous a frappé dans la première observation que nous avons rapportée.

Nous croyons donc, et c'est là notre conclusion, que, de même que pour les vésanies, il existe une sorte d'antagonisme entre la paralysie générale et l'hystérie. Cet antagonisme suffit à nous expliquer tous les phénomènes que nous avons remarqués, et fait que la névrose imprime à l'affection cérébrale un cachet spécial et exerce sur elle une action d'*arrêt* ou, comme l'a récemment démontré M. le Dr Huchard, pour divers états morbides, joue, à son égard, le rôle d'affection dérivative.

CONCLUSIONS.

I. L'hystérie, étudiée dans ses rapports avec la paralysie générale, peut se présenter sous deux aspects : dans un premier cas, elle détermine une pseudo-paralysie générale, c'est-à-dire que ses symptômes simulent plus ou moins complètement cette dernière affection ; dans un second cas, elle s'associe à la paralysie générale progressive : c'est exclusivement cette partie de la question que nous avons envisagée dans notre travail.

II. La paralysie générale, relativement rare chez la femme, est exceptionnelle chez la femme hystérique.

III. Lorsque, par exception, les deux affections coexistent chez le même malade, la névrose imprime à l'affection cérébrale des caractères spéciaux dans sa symptomatologie, sa marche et sa durée, dont les principaux sont la *chronicité* et la *rémittence*.

IV. Cette action d'arrêt que l'hystérie paraît exercer sur la paralysie générale serait due à une sorte d'antagonisme qui existerait entre les deux affections, et qui ferait de l'hystérie une véritable affection dérivative, rôle qu'elle joue, d'ailleurs, ainsi qu'on l'a récemment démontré, à l'égard d'autres états morbides.

Paris. — A. PARENT, imp. de la Fac. de médec., rue M.-le-Prince, 31.
A. DAVY, successeur.

www.ingramcontent.com/pod-product-compliance
Ingram Content Group UK Ltd.
Pitfield, Milton Keynes, MK11 3LW, UK
UKHW032006260826
14628UKWH00005B/2300

9 782019 656232